CONTRIBUTION A L'ÉTUDE

DE LA

DÉNUDATION DES VEINES

PAR

Noël VERDIER

Docteur en médecine de la Faculté de Paris.

PARIS

A. PARENT, IMPRIMEUR DE LA FACULTÉ DE MÉDECINE

A. DAVY, successeur

52, RUE MADAME ET RUE MONSIEUR-LE-PRINCE, 14

—

1883

CONTRIBUTION A L'ÉTUDE

DE LA

DÉNUDATION DES VEINES

PAR

Noël VERDIER

Docteur en médecine de la Faculté de Paris.

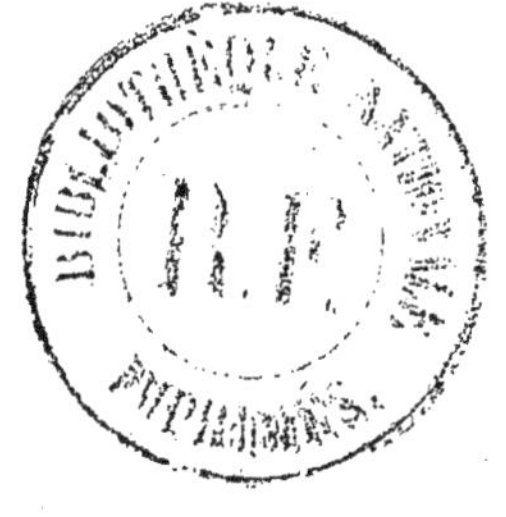

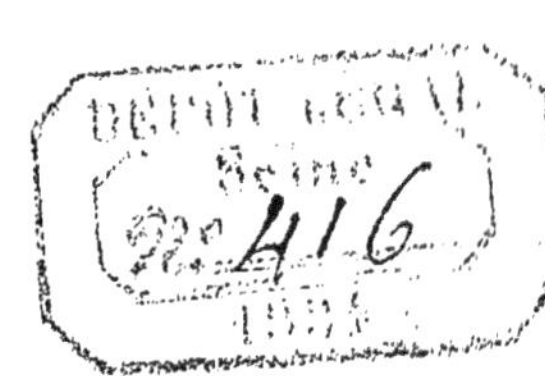

PARIS

A. PARENT, IMPRIMEUR DE LA FACULTÉ DE MÉDECINE

A. DAVY, successeur

52, RUE MADAME ET RUE MONSIEUR-LE-PRINCE, 14

—

1883

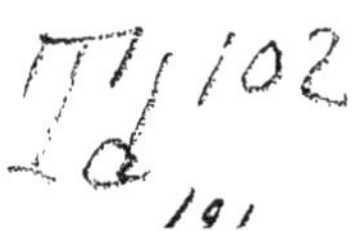

A LA MÉMOIRE DE MON PÈRE

A MA MÈRE

A MES SŒURS ET A MON BEAU-FRÈRE

A MES ONCLES, A MES TANTES

A TOUS MES PARENTS

A MES AMIS

CONTRIBUTION A L'ÉTUDE

DE LA

DÉNUDATION DES VEINES

INTRODUCTION.

A l'instigation de M. le Dr Duret, nous avons
entrepris quelques recherches sur la dénudation des
veines.

Ce sujet a été assez peu exploré jusqu'à ce jour.

Cependant son importance au point de vue opératoire
ne saurait être contestée. Très souvent, en effet, non
seulement la dénudation peut modifier le pronostic,
mais elle peut encore entraver la réussite de l'opération
et amener un insuccès complet.

Nous verrons qu'assez souvent dans le cas d'ablation
de tumeurs volumineuses, du cou, de l'aine ou de l'aisselle, si la gaine des vaisseaux est atteinte, il pourra se
produire des phénomènes inflammatoires graves entraînant la mort à brève échéance.

Sans avoir la prétention de faire une étude complète
de la question, nous avons voulu simplement rassemble

quelques matériaux, exposer ce qui a été dit jusqu'à présent, et tâcher d'en déduire quelques considérations pratiques.

Nous rappelerons d'abord qu'une thèse analogue inspirée par M. le professeur Verneuil a traité la dénudation des artères (1).

Qu'il nous soit permis avant toute chose de remercier M. le Dr Duret des bons conseils qu'il a bien voulu nous donner et qui nous ont permis de mener ce travail à bonne fin.

Nous remercions M. le professeur Gosselin d'avoir bien voulu accepter la présidence de notre thèse, et le prions de recevoir l'expression de notre reconnaissance.

(1) Delbarre. De la dénudation des artères. Thèse de Paris, 1870.

HISTORIQUE.

Avant de définir ce que nous entendons par dénudation, il ne nous paraît pas hors de propos de résumer en quelques lignes l'histoire de l'étude des lésions veineuses.

Les lésions du système veineux étaient à peu près inconnues des anciens et il faut arriver jusqu'à la fin du dernier siècle pour trouver quelques auteurs qui y attachent quelque importance.

On trouve à leur sujet quelques notions bien disséminées d'ailleurs dans les ouvrages de Morgagni (1) et de Valsalva.

Si les plaies des veines avaient été ainsi négligées, il en avait été autrement pour les plaies artérielles. Déjà en effet avant Hunter, et bien mieux que ceux qui l'ont suivi, J.-L. Petit avait étudié les phénomènes de plasticité et d'adhésion des plaies artérielles.

Ce n'est qu'en 1784 que la phlébite, masquée jusque là sous des dénominations obscures, fut décrite pour la première fois par Hunter (2) en Angleterre.

Mais en France ce n'est que de 1805 à 1830 que des travaux sérieux permirent d'apprécier à sa juste valeur cet accident du système veineux.

Ce n'est que lorsque la phlébite fut connue, que le

(1) Morgagni. Lettres 43 et 53.
(2) J. Hunter, traduction par Richelot, t. III.

besoin de recherches fondamentales se fit sentir parmi les chirurgiens.

Ainsi Bichat, ce célèbre anatomiste qui ouvre si glorieusement le siècle actuel, ne paraît pas avoir eu l'idée des différentes affections du système veineux.

« Les sympathies des veines, dit l'auteur de l'Anatomie générale, sont très-obscures ainsi que celles des artères. Comme les tissus de ces deux sortes de vaisseaux sont rarement affectés, comme l'inflammation et les diverses tumeurs y ont peu fréquemment leur siège, comme la doulenr par cela même s'y fixe assez rarement, on ne connaît que très peu l'influence qu'ils exercent sur les autres tissus. »

Il faut enfin arriver jusqu'en 1840 pour trouver un tableau complet de ces altérations. Travers en Angleterre (1), — Vatel, Trousseau et Rigot (2), Amussat en France, — Virchow, en Allemagne, — Porta, en Italie, ont à des titres et degrés divers élucidé plusieurs points du problème.

Enfin nous voyons se succéder rapidement les travaux de Ribes (3), de Cruveilhier (4), d'Abernethy, de Velpeau, de Dance, de Blandin, un travail critique de Teissier (5) et de nombreuses thèses sur ce sujet ; Ollier, 1857, — Nicaise, 1872.

Si complète cependant que paraisse aujourd'hui l'étude pathologique des veines, qu'il semble que toute leur his-

---

(1) Travers. Surgical Essays, 1818, t. I.
(2) Trousseau et Rigot. Arch. de méd., t. I.
(3) Ribes. Exposé succinct des recherches faites sur la phlébite.
(4) Cruveilhier. Anatomie pathologique.
(5) Teissier. Critique des doctrines de la phlébite, t. II et VIII. — De l'oblitération des veines enflammées aux limites du foyer de la phegmasi.

toire est achevée, nous avons été fort surpris de voir combien peu il a été écrit sur la dénudation.

En cherchant dans les différents ouvrages, dans les thèses, dans les mémoires, dans les livres classiques, nous ne voyons nulle part apparaître ce mot.

Il faut arriver jusqu'en 1872. M. Nicaise dans sa thèse d'agrégation (Des plaies et de la ligature des veines) est le premier qui parle de la dénudation. Deux observations qui lui furent communiquées par Ollier, attirèrent son attention sur ce point.

Voici ce qu'il dit à ce sujet. « La dénudation des vei-
« nes s'observe dans la ligature des artères, et surtout
« dans l'ablation des tumeurs; il arrive fréquemment
« dans ces opérations que l'on découvre une étendue
« plus ou moins considérable de ces vaisseaux et quel-
« quefois qu'on les isole des tissus voisins dans toute
« leur circonférence.

« La dénudation des artères est parfois dangereuse,
« comme l'a signalé récemment Verneuil, et il en est de
« même de celle des veines. Les accidents qni succèdent
« à ce traumatisme ont été signalés par Broca, Langen-
« beck, Wood, Warrey, Ollier, qui ont rencontré des
« cas de phlébites.

« Langenbeck donne deux observations de dénudation
« veineuse produite pendant la dissection de tumeurs
« et portant l'une sur la jugulaire interne, l'autre, sur
« l'axillaire. Dans les deux cas il survint une thrombose.

« Ollier a observé plusieurs fois le même accident et
« il a bien voulu me donner sur ce sujet, peu exploré
« d'intéressantes observations inédites. »

Les observations communiquées par Ollier seront rapportées dans le courant de ce travail.

Plus tard Jamain et Terrier, dans le manuel de pathologie et clinique chirurgicale (édition de 1876), parlent eux aussi de la dénudation, et voici ce qu'ils disent : « La dénudation des vaisseaux veineux s'observe à la « suite de la ligature des artères et à la suite d'opéra- « tions chirurgicales.

« En général, cette lésion ne s'accompagne pas d'ac- « cidents, surtout si elle est peu étendue, et ne porte « pas sur des vaisseaux volumineux. Dans le cas con- « traire, elle peut déterminer des phénomènes plus ou « moins graves et entraînant parfois la mort.

« Ces accidents sont la thrombose et la phlébite. »

Ces quelques lignes pourraient en quelque sorte servir de résumé à notre travail.

C'est tout ce que nous avons pu trouver en fouillant les divers travaux concernant les veines. Tous les auteurs semblent avoir attribué à d'autres causes les accidents parfois terribles qui n'étaient pourtant qu'une conséquence de la dénudation des parois veineuses.

DÉFINITION. — DIVISION.

Comme nous avons pu nous en rendre parfaitement compte, les auteurs sont muets ou à peu près au sujet de la dénudation.

Les dictionnaires de médecine n'en disent pas plus

long ; seul, le dictionnaire de Robin et Littré donne du mot dénudation la définition suivante :

« Etat d'une partie qui est dépouillée de ses enveloppes naturelles ».

Nous ne saurions nous ranger à cette acception du mot dénudation. En effet, la veine est une cavité constituée par des parois et placée au milieu de tissus environnants.

Dans le fait de la dénudation des veines, il ne s'agit nullement de lésions de la paroi, ceci constituant, non point une simple mise à nu du vaisseau, mais une communication de la cavité avec l'extérieur, par conséquent une plaie. On donne encore ce nom de plaie à la lésion qui n'atteint que partiellement les parois, laissant intacte une ou plusieurs tuniques ; ce sont les plaies non pénétrantes.

La dénudation au contraire est constituée par ce fait que les tissus environnant le vaisseau sont détruits, sans que toutefois la paroi du vaisseau soit en rien intéressée.

Souvent dans certaines régions (parotidienne, cervicale, de l'aisselle, de l'aine), une tumeur d'origine variable se trouve accolée à une grosse veine, sur une étendue considérable. L'ablation de cette tumeur nécessitera fatalement la mise à nu du vaisseau, et la tunique externe contribuera pour ainsi dire à former la surface de la plaie.

Dans ce cas précédent la dénudation seule existera, la gaine celluleuse n'ayant subi aucune altération, et n'étant en rapport avec la tumeur que par juxtaposition. Mais en sera-t-il de même, lorsque, envahie par la tumeur, la veine fera corps avec elle, réunie qu'elle sera par de nombreuse adhérences? Une vraie dissection sera alors nécessaire, et il sera à craindre que la tunique externe ne soit lésée. On se rapprochera alors devantage des plaies des veines, et si la lésion est étendue, les chances d'accident seront d'autant plus grandes.

Les plaies pénétrantes des veines peuvent aussi venir compliquer la dénudation simple. On voit toute l'importance de cette complication, lorsqu'il s'agit d'un gros tronc veineux, et dans des conditions semblables on sera amené à avoir recours à la ligature. Mais ceci sort de notre sujet.

Il est encore des cas où les veines sont mises à nu, deviennent apparentes, sont placées au contact de l'air sans qu'une opération chirurgicale en soit la cause. L'intervention du bistouri n'est pas toujours nécessaire, les suppurations abondantes; les mortifications des tissus peuvent, en détruisant les parties voisines, respecter les vaisseaux, qui restent ainsi dépouillés.

Vous voilà déjà limités ou à peu près sur le sujet que nous nous proposons de traiter. Ainsi dénudation simple d'une veine, sans complications, c'est-à-dire sans altération des différentes tuniques, sans plaie en un mot.

La tunique moyenne sera toujours intacte et à plus forte raison l'interne.

Quant à la tunique externe nous ne pouvons être aussi affirmatif et prétendre qu'elle sera toujours indemne. Cette dernière, en effet, composée de tissu conjonctif à fibres entrecroisées en tous sens, est entourée d'un tissu cellulaire bien distinct du précédent, il est vrai, mais avec lequel il est intimement uni. Une véritable dissection sera nécessaire, lorsqu'on enlèvera une tumeur siégeant au milieu de ce tissu cellulaire, et faisant corps avec la paroi.

Cette intimité est si grande que l'inflammation de cette couche environnante présente plusieurs des caractères de la phlebite proprement dite, si bien qu'à cause de cette raison, Velpeau a donné à cette inflammation le nom de phlébite externe.

Nous nous bornerons à n'envisager que les dénudations de gros troncs veineux, faites sur une certaine étendue, pouvant amener des complications sérieuses, à cause du trouble circulatoire, qu'elles pourront entraîner, sur une partie plus ou moins importante.

Nous nous occuperons d'abord de la dénudation opératoire; par son étendue, par les conditions dans lesquelles elle se produit, elle affecte une importance spéciale.

En second lieu, nous ajouterons quelques mots sur la dénudation produite par les infiltrations purulentes, par la mortification des tissus, à la suite de contusions, ulcérations, etc.

DE LA DÉNUDATION DES VEINES DANS LES OPÉRATIONS.

Très considérable est le nombre des opérations à la suite desquelles les gros vaisseaux apparaissent au fond de la plaie, dont ils contribuent pour ainsi dire à former la surface.

Enlève-t-on une tumeur profonde siégeant, soit au niveau de la parotide, soit au cou, soit dans le creux de l'aisselle, ou au niveau de l'aine, résèque-t-on une partie osseuse? La dénudation se présentera presque constamment, et on verra sur la surface de la plaie les vaisseaux que le chirurgien aura respecté de son mieux.

Souvent les vaisseaux, artère et veine, seront environnés de tissu cellulaire, ou recouverts par les organes avoisinants, mais souvent aussi on pourra les sentir directement sous le doigt, l'ablation de la tumeur située très près de la gaine des vaisseaux les mettra à nu. D'autres fois des adhérences existant entre cette gaine et la tumeur forceront le chirurgien à pratiquer une véritable dissection.

Vue l'intimité qui existe entre la gaine celluleuse et la tunique externe de la veine, on pourra se demander si dans cette dissection, la tunique externe a été conservée intacte. En un mot si on a devant soi une plaie contigüe à la veine, une dénudation, ou une plaie incomplète du vaisseau.

D'autres fois on sculptera le vaisseau en laissant autour de lui une portion de la tumeur, et les accidents seront d'autant plus rares qu'on s'approchera moins de la paroi vasculaire.

Ce qui sera toujours, c'est que dans ces conditions, la veine faisant partie de la surface de la plaie sera également comprise dans le cercle inflammatoire, dont le développement sera nécessaire pour opérer la réparation.

Les parois de la veine, se trouvant ainsi au milieu d'une partie vivement enflammée, résisteront-elles ? Ne participeront-elles pas à la phlegmasie et n'en résultera-t-il pas de graves inconvénients ? Le contact prolongé du pus sera-t-il sans action ? L'érysipèle qui survient si souvent ne provoquera-t-il pas la thrombose veineuse ? Enfin ne verra-t-on pas apparaître la phlébite avec ses conséquences parfois terribles ?

A toutes ces questions souvent la clinique vient répondre négativement. La guérison serait à peu près la règle, l'accident l'exception.

A ce sujet, nous allons citer quelques exemples de guérison à la suite de dénudation de grosses veines, et sur une étendue considérable.

Dans une observation publiée par M. Gosselin, nous prenons le passage suivant (1). « Je ne voyais pas distinctement les muscles sterno-hyoïdien et thyroïdien, mais je voyais la fin de la jugulaire interne droite, le commencement de la veine sous-clavière, et il était évident que je disséquai sur le tronc veineux brachio-céphalique

(1) Bulletin de la Société de chirurgie, 1861.

gauche. Il va sans dire que je multipliai les précautions.

« A force de soins, je pus enlever la plus grande partie de ce qui restait, mais une portion grosse comme un pois environ m'a paru tellement adhérente au voisinage du tronc veineux, que je me suis décidé à la laisser en place. » Aucun accident ne se produisit.

Nous trouvons dans la *Gazette des Hôpitaux* (1), l'observation d'une tumeur cancéreuse de la cuisse droite, pesant 7 kilogrammes. La gaine des vaisseaux est mise à nu. Guérison en vingt-six jours.

Monsieur Verneuil, dans une note communiquée à Delbarre (2) : Deux fois dit ce chirurgien, dans des extirpations de tumeurs ganglionnaires de la gaine des vaisseaux carotidiens, j'ai largement dénudé la carotide primitive et la jugulaire interne. Dans l'une de ces opérations, la tumeur avait au moins six centimètres d'étendue dans son diamètre vertical.

Les plaies ont été remplies de charpie molle et se sont cicatrisées par seconde intention. Rien ne s'est passé et n'a pu révéler un trouble quelconque dans la cicatrisation des gros vaisseaux dénudés.

Trois fois au moins, dans l'extirpation de la mamelle, en suivant dans l'aisselle des ganglions cancéreux et en procédant par énucléation, j'ai mis à nu la veine axillaire sans l'ouvrir et, dans une étendue de plusieurs centimètres, je n'ai vu survenir ni œdème du bras, ni signes de phlébite. »

Michaux (3) fit paraître une brochure ayant pour objet

(1) Gaz. des hôp., du 14 septembre 1869.
(2) Delbarre. Thèse de Paris, 1870.
(3) Bulletin de la Société de chirurgie, t. III.

l'ablation heureuse d'un lipome engagé entre l'artère carotide primitive et la veine jugulaire interne et s'étendant de l'angle de la mâchoire inférieure jusqu'à une petite distance de la clavicule.

Lebert (1) raconte l'histoire d'une femme portant une tumeur siégeant à la partie latérale du cou. Du volume d'un œuf de dinde, elle s'étendait en haut jusqu'à l'apophyse mastoïde et l'os occipital, en bas jusqu'à trois travers de doigt au-dessus de la clavicule. Elle fut enlevée avec succès. En haut, elle était recouverte par le muscle sterno-mastoïdien; en arrière, par le trapèze, et elle s'y étendait jusqu'à l'apophyse de l'atlas; elle avait contracté des adhérences avec la paroi de la jugulaire interne.

Nélaton (2) procède, le 6 décembre 1858, à l'ablation d'une énorme tumeur fibro-graisseuse du cou. L'extirpation est pratiquée suivant les règles habituelles; aucune ligature ne fut nécessaire. La tumeur, enkystée par une enveloppe cellulo-fibreuse complète et très résistante, se laisse disséquer presque sans effusion de sang et avec facilité, sauf au niveau des apophyses cervicales, auxquelles elle adhère intimement. Les fibres étalées du peaucier et du sterno-mastoïdien avaient été reconnues et en partie divisées à la surface de la tumeur, la veine jugulaire externe avait été ménagée; quant à la veine jugulaire interne, aux artères carotide et sous-clavière, aux nerfs pneumo-gastrique, phrénique, au plexus brachial et cervical, ils furent dénudés par cette

____

(1) Physiologie pathologique de Lebert, t. II.
(2) Gazette des hôpitaux, 1859.

Verdier.

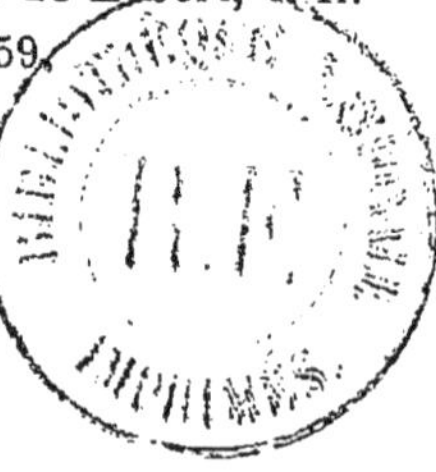

large plaie, que des lambeaux cutanés taillés à dessein purent recouvrir complètement.

Le malade perdit à peine quatre ou cinq cuillerées de sang pendant l'opération.

La tumeur enlevée pesa 2,405 grammes.

Le 7 décembre, lendemain de l'opération, fièvre modérée, 108 pulsations.

Le 9. On enlève quelques points de suture qui avaient servi à rapprocher modérément les lèvres de la plaie.

Le 10. Presque plus de fièvre, 90 pulsations.

Les jours suivants, suppuration modérée, point de rétention de pus, état très satisfaisant.

Le 6 janvier suivant, cicatrisation complète. Guérison.

M. Demarquay(1) opère, le 25 février 1861, un enchondrome parotidien de la grosseur d'un œuf de poule. Au fond de la plaie, on aperçoit l'artère carotide et la jugulaire interne. L'état de la malade est aussi satisfaisant que possible jusqu'au 3 mars, jour où elle est prise d'un frisson violent, bientôt suivi de l'apparition d'un érysipèle. Elle meurt le 16, mais sans avoir présenté rien de particulier du côté des vaisseaux.

Les faits de ce genre sont très nombreux. Je terminerai en disant quelques mots d'expériences faites sur des chiens.

Ollier (2) mettait à nu une grosse veine et divisait couche par couche le tissu. Quand le vaisseau n'était pas crevé, les couches divisées s'écartaient un peu sans laisser saillir sensiblement les couches internes pressées par

(1) Gazette des hôpitaux, 1861.
(2) Ollier, Thèse d'agrégation, 1857.

l'effort du sang. Le mode de réunion de la plaie était très simple et ne laissait pas de trace le quatrième jour.

Il n'a pu enflammer la membrane interne des veines des chiens. « Nous avons broyé, déchiré, torturé de toutes façons leurs jugulaires, et au bout de quatre, huit jours, la tunique de Bichat s'est trouvée aussi blanche, aussi polie qu'auparavant, excepté cependant autour des points de suture ou bien tout à fait sur les bords de la section, où elle avait perdu son éclat pour acquérir une vascularisation légère. »

On voit par ces différentes observations que le voisinage des plaies a habituellement peu de retentissement sur les veines. Nous avons même vu (observation de Demarquay) les vaisseaux du cou, la veine jugulaire interne, rester indemnes à la suite d'un érysipèle qui fut néanmoins assez grave pour entraîner la mort du sujet.

La cicatrisation des plaies, sur la surface desquelles repose une grosse veine, se ferait donc la plupart du temps comme dans les plaies ordinaires. Sa durée dépendrait de sa profondeur et de la constitution du sujet, et aucun retard ne serait apporté par la présence des vaisseaux à l'apparition des bourgeons charnus.

Cependant, si heureusement la guérison paraît la règle, des accidents surviennent parfois, déterminant, avec une rapidité qui a dû souvent rester inexpliquée, la mort de l'opéré.

Hunter, le premier, attribua au vaisseau lui-même ces complications survenant à la suite d'opérations intéressant plus ou moins la veine. Pour lui, elles étaient causées par l'inflammation de la membrane interne.

Sans nier la possibilité d'une altération de la veine commençant par la tunique de Bichat, le plus souvent les choses se passeront autrement. Dans les cas que nous supposons, la phlegmasie débutera par la tunique externe, se propagera à la tunique moyenne, et un caillot se formera immédiatement dans la veine sans altération de la tunique interne (1).

Si nous tenons compte de la structure anatomique de la veine, nous expliquerons facilement ces propagations de phlegmasie de la surface enflammée de la plaie au vaisseau.

Prenant part relativement assez souvent à l'inflammation des organes voisins, le tissu cellulaire environnant la communiquera facilement à la tunique externe avec laquelle il est intimement uni.

Celle-ci enflammée, la phlegmasie atteindra très rapidement la tunique moyenne.

Les vasa vasorum, au lieu de rester limités à la tunique externe comme dans les artères, pénètrent la tunique moyenne jusqu'à la tunique interne. La propagation de l'inflammation pourra donc se faire par la voie de ces artérioles, de ces veinules. Et si les artères au contact d'un milieu enflammé résistent, si l'artérite est rare en un mot, l'explication peut nous paraître maintenant facile et nous ne serons pas étonné de voir la phlébite apparaître plus souvent, les circonstances restant les mêmes.

Velpeau fait encore intervenir, pour expliquer la plus grande fréquence relative de la phlébite, la présence des

(1) Follin et Duplay. Inflammation des veines. Traité de pathologie externe.

valvules, ce repli de la membrane interne donnant à la surface de la veine une étendue beaucoup plus considérable.

Le volume des veines variant avec l'âge de l'individu, étant dans un rapport bien moindre chez l'enfant que chez le vieillard, les lésions des vaisseaux se présenteront bien plus souvent chez ces derniers. Aussi, après la dénudation des veines, la phlébite et ses terribles suites sera bien plus à redouter chez les personnes qui auront passé l'âge de quarante ans. Chez les adolescents au-dessous de vingt ans, au contraire, ce ne sera que très rarement que des complications surviendront (1).

Ces données sont encore confirmées par le fait suivant, l'état antérieur de la tunique du vaisseau aura une grande importance au point de vue des accidents probables. En effet, tandis qu'une artère dure, athéromateuse offrira des dangers spéciaux pour l'hémostase, une veine altérée dans la structure de ses parois, épaissie, plus ou moins variqueuse, contenant parfois des phlébolithes, sera certainement plus exposée à l'inflammation que la veine dont les parois sont souples et parfaitement saines.

Cet ordre de lésions se rencontre généralement dans un âge avancé de la vie, ce qui confirme ce que nous disions plus haut à propos de l'époque probable des accidents.

Souvent à la suite d'une contusion légère, d'une marche forcée, d'une fatigue provoquée par la station debout longtemps prolongée, ou encore après un mouvement

(1) A. Richet. Anatomie chirurgicale et médicale.

brusque, on voit les veines variqueuses s'enflammer, devenir douloureuses et provoquer des accidents qui peuvent se terminer même par la suppuration. Si donc, ces causes légères peuvent avoir de tels effets, ne les verra-t-on pas plus sûrement survenir à la suite d'une lésion telle que la dénudation.

Ces faits ont une grande importance au point de vue opératoire; nous verrons pour combien ils doivent entrer dans l'appréciation de l'opportunité d'une opération.

Après avoir exposé les circonstances dans lesquelles on peut voir survenir des accidents, nous allons dire quels seront ces accidents, leur marche et leur résultat.

Le phénomène le plus souvent observé est la phlébite.

On la verra survenir, non point immédiatement, comme à la suite d'une plaie de la veine, mais après quelques jours, alors que la réaction inflammatoire qui accompagne la réparation commence à se produire. Dans ces circonstances, le malade se plaint d'une douleur plus vive au niveau de la plaie, la circulation se fait moins bien dans le territoire de la veine (membre inférieur, par exemple, dans la phébite de la fémorale), l'extrémité se cyanose, il se produit une tension douloureuse dans tout le membre.

L'œdème apparaît et augmente progressivement.

Les veines sont douloureuses sur une partie de leur étendue et on constate sous le doigt un cordon assez dur qui indique que la thrombose s'est faite. Cependant, la circulation, bien que très amoindrie, n'est pas complètement entravée, étant données les nombreuses anastomoses veineuses bien démontrées par M. Sappey, permettant le rétablissement de la circulation, alors que les plus gros troncs sont oblitérés. Les petites veines superficielles se dilatent et sont plus apparentes sous la peau.

Ceci nous explique pourquoi on ne rencontrera pas de gangrène à la suite de tels accidents.

L'œdème peut devenir très considérable et gêner les mouvements du membre.

Ce même membre, plus chaud généralement que celui du côté opposé, surtout au niveau de la lésion, pourra quelquefois être le siège d'un abaissement de température, si l'œdème est très considérable.

Les accidents pourront se borner à ces faits, et, la phlébite adhésive s'étant développée, l'oblitération du vaisseau devenir définitive.

Dans ce cas, après la guérison, le malade conservera pendant longtemps, quelquefois toute sa vie, un œdème du membre pouvant disparaître par le repos, mais se renouvelant plus ou moins facilement à la moindre fatigue.

Nous croyons pouvoir rapporter ici deux observations avec des terminaisons analogues, quoique dans ces deux faits, la cause de la dénudation des veines ne soit pas précisément celle qui nous occupe dans ce chapitre.

Observation I (1).

M. Prieur, officier invalide, âgé de 80 ans, portait un ulcère

---

(1) Ribes. Exposé succinct des recherches faites sur la phlébite. Mémoire, t. I.

rond, à bords durs, calleux, un peu au-dessous du côté interne
de l'articulation du pied droit.

Une phlébite se déclara à toute la portion de la saphène interne qui s'étend depuis la malléole du côté droit jusqu'un peu
au-dessus du tiers moyen de la jambe. La veine avait acquis trois
fois son volume par sa dilatation ; elle était saillante, rouge, résistante, et extrêmement douloureuse, non seulement lorsqu'on la
touchait, mais même lorsqu'on ne la touchait pas. La circulation
cessa dans la portion de la veine enflammée; pendant vingt jours
le sang y resta stagnant. Quand on comprimait la veine de bas
en haut, on faisait remonter le liquide; mais il descendait quand
on discontinuait cette pression. Les parties molles de la moitié
inférieure de la jambe et du pied étaient dures et d'un rouge obs-
cur, bleuâtre, comme dans le scorbut. Cet état a duré pendant
deux mois, la veine a repris peu à peu son état naturel, en con-
servant cependant de la sensibilité ; car, quoique la phlébite soit
dissipée depuis environ deux ans, le malade éprouve encore de
temps en temps de la douleur dans le trajet de cette portion de la
veine saphène ; cet officier, d'ailleurs, se porte bien.

Observation II (1).

Un homme âgé de 70 ans reçut une forte contusion au côté
externe du genou gauche, laquelle donna lieu à la carie des sur-
faces de cette articulation et à des dépôts qui fournirent pendant
dix mois une si abondante suppuration que le malade finit par
mourir dans le marasme après de longues souffrances.

Pendant les derniers mois de la vie, ce malade eut la jambe
fortement fléchie et appliquée contre la cuisse, avec laquelle elle
formait un angle aigu ; il y avait impossibilité de redresser le
membre.

A l'ouverture du corps, qui fut faite en notre présence, par
MM. les docteurs Durocher et Clément, nous trouvâmes que la
veine fémorale ainsi que les branches qui allaient s'y rendre
étaient obstruées par une matière fibrineuse qui avait conservé
une couleur rougeâtre, mais cette matière était desséchée, racor-

____

(1) Ribes. Loco citato.

nie et adhérente ; sur toute l'étendue des parois de cette veine dont l'épaisseur était augmentée ; il est certain que le sang y était depuis longtemps arrêté et sans mouvement.

La veine saphène fut ouverte dans toute sa longueur ; les parois de ce vaisseau étaient plus denses que dans l'état ordinaire et à quelque distance au-dessus du foyer, dans l'étendue d'environ six travers de doigts ; l'intérieur de la veine contenait un pus blanc, bien formé. Au-dessus et au-dessous elle renfermait une matière fibrineuse, peu consistante et du sang noir et fluide.

Cette terminaison relativement heureuse, que nous venons de signaler en passant, n'est pas la seule qui puisse survenir.

L'ulcération de la veine dénudée pourra se présenter et amener une hémorrhagie consécutive, plus ou moins souvent répétée, et déterminant soit une anémie profonde et une guérison lente, soit la mort du sujet.

Cette hémorrhagie sera très abondante et très difficile à arrêter dans la région du cou, la disposition anatomique particulière aux veines de cette région en sera la cause.

Les aponévroses du cou venant doubler la paroi externe des veines et lui adhérant fortement, empêchent l'affaissement du vaisseau. Ce fait favorable à la circulation, en contrebalançant l'action de la pression atmosphérique, sera un grave inconvénient dans le cas d'ouverture du vaisseau, tandis que dans les autres parties du corps, les veines ouvertes ou sectionnées s'affaissant et oblitérant ainsi en partie leur cavité, favorisent la formation du caillot ; au cou, elles se comporteront à la manière des artères, restent béantes ; elles favoriseront l'hémorrhagie et l'entrée de l'air.

Nous reproduisons une observation d'ablation de ganglions hypertrophiés, suivie d'ulcération de la jugulaire interne, etc.

OBSERVATION III (1).

Annette L..., âgée de 58 ans, cuisinière, entra le 14 septembre 1871, dans la salle Sainte-Rose, n° 6... Porte un gonflement considérable du côté gauche du cou, commençant sous l'oreille et s'étendant jusqu'à la clavicule, dont il dépasse le niveau. Ce gonflement est formé par une série de bosselures qui ne sont autre chose que les ganglions lymphatiques hypertrophiés. . . . .

. . . . , .

. . . . , ... , . . .

. . . . . M. Lannelongue se décide à faire une opération radicale. Énucléer le plus de ganglions possibles afin de permettre au larynx de reprendre sa place habituelle, supprimer la compression des vaisseaux et nerfs du cou, tel fut le but qu'il se proposa.

Le 26 novembre, après avoir endormi la malade. il fit une incision comme on la fait pour la ligature de la carotide primitive.

Après l'incision de la peau et de l'aponévrose, une masse ganglionnaire lobulée vint faire saillie entre les lèvres de la plaie. Une légère incision pratiquée sur l'enveloppe de chacun des ganglions permettait de les énucléer avec la plus grande facilité.

Quand la plaie fut un peu dégagée, on put apercevoir la veine jugulaire interne avec ses parois minces et transparentes, se gonflant dans l'expiration et s'applatissant au point de devenir insensible dans l'inspiration.

Les plus grandes précautions furent prises, et il va sans dire que ce vaisseau ne reçut aucune atteinte.

Au-dessous d'elle on sentait distinctement battre la carotide primitive . . . .

. . . . . Après cette opération la malade fut pansée et con-

(1) Publiée par J. Cartiaux dans le Bulletin de la Société anatomique, 1872, t. XVII.

duite à son lit. Elle semblait respirer plus facilement, la face était moins livide.

Le 30, la plaie a bon aspect, elle bourgeonne, l'état général s'améliore, la dyspnée est moindre.

L'opération à évidemment produit une amélioration sensible.

Dans la nuit du 4 au 5 décembre, c'est-à-dire neuf jours après l'opération, il se fait une hémorrhagie assez considérable pour imbiber toutes les pièces du pansement. L'interne de garde lève l'appareil, cherche la source de l'hémorrhagie et ne la trouve point.

Quelques heures après l'hémorrhagie se renouvelle. A la visite du matin, nous enlevons le pansement, et nous cherchons attentivement. Pas le moindre suintement. A la partie supérieure seulement se trouve un petit caillot noir, adhérent, que nous respectons.

Nous faisons un pansement méthodique avec de la charpie et des rondelles d'amadou, le tout maintenu par une pression suffisante.

Le lendemain matin, 6 décembre, l'hémorrhagie ne s'était pas renouvelée. Le soir, deux heures après la visite, l'écoulement reparaît, peu considérable, et ne nécessite aucune intervention.

Le 7. Deux hémorrhagies abondantes.

Le 8. Chaque fois que nous mettons la plaie à découvert pour trouver le point de départ de cette hémorrhagie tout écoulement cesse.

Le cas devenait pressant. La malade avait perdu une quantité considérable de sang dans les cinq hémorrhagies.

La face était cyanosée, les extrémités froides, et œdématiées. La respiration était redevenue très pénible. Il était évident que l'obstacle à l'entrée de l'air persistait, et que l'opération n'avait encore amené qu'une amélioration passagère.

Pour le moment, il fallait chercher le vaisseau ouvert et le lier. Nous avions affaire à une veine, plus de doute. Le sang était noir et coulait en nappe ; de plus. nous étions certain de n'avoir blessé aucune artère ; il ne s'en était pas présenté pendant l'opération. La veine jugulaire nous revenait alors à l'esprit avec ses parois minces et friables ; nous songions à la possibilité d'une ulcération secondaire. Dans l'espoir que celle-ci serait peu étendue, M. Lannelongue pensa un instant faire la ligature latérale.

Il se mit donc en mesure de mettre cette fistule à découvert. A l'aide d'une sonde canelée, il écartait doucement les bourgeons charnus du fond de la plaie, lorsque tout à coup un jet de sang du volume du petit doigt s'échappe et couvre ceux qui étaient les plus rapprochés.

Je parvins, non sans peine, à comprimer le bout supérieur de la veine avec l'index en l'enfonçant profondément dans la plaie. M. Lannelongue isola le vaisseau au-dessus et au-dessous de la fissure qui n'avait pas moins de deux centimètres et demi.

De temps en temps la compression devenait insuffisante par suite de la fatigue, ou à cause des mouvements de la malade ; il s'échappait un flot de sang par le bout supérieur. Le bout inférieur est resté béant tout le temps de l'opération ; l'air pouvait y entrer librement ; il n'en a rien été. De temps en temps il laissait échapper un flot de sang au moment des fortes expirations ou des efforts de toux ; jamais nous n'entendîmes le moindre sifflement.

La veine fut rapidement liée par deux fils, l'un au-dessus, l'autre au-dessous de la déchirure.

La malade était exsangue. Elle parla un peu, but quelques gorgées de vin et vécut encore deux heures et demie.

L'*autopsie* fut faite avec le plus grand soin, et voici les lésions que nous trouvâmes :

Le tissu adipeux est considérablement développé dans toutes les régions.

Tous les ganglions du côté gauche du cou sont envahis jusqu'à la base du crâne.

La plaie est recouverte d'une couche friable, au-dessous de laquelle on trouve les vaisseaux et les nerfs.

La veine jugulaire interne présente :

1° Des parois épaissies par une couche de nouvelle formation, granuleuse, doublant la face externe du vaisseau.

2° Des ulcérations longitudinales de deux centimètres et demi, laissant voir la paroi interne lisse, présentant quelques plis longitudinaux. Elle occupe la face antérieure et un peu latérale gauche du vaisseau.

3º Les deux ligatures qui n'ont coupé aucune des tuniques.

Suit l'examen des différents organes.

Les deux poumons sont congestionnés ; les bronches sont remplies de mucosités.

Les phénomènes généraux, dont nous n'avons pas encore parlé et qui souvent se bornent à une fièvre légère, peuvent prendre une forme grave et même typhoïde ou adynamique, comme dans certains cas qui se terminent par infection purulente.

En dehors de la pyohémie, qui n'offre ici rien de particulier et qui n'est qu'un accident commun à toutes les lésions traumatiques, on peut observer des phénomènes spéciaux de la plus haute importance.

Dans le cas que nous avons observé et dans ceux communiqués à M. Nicaise par M. Ollier, on voit la mort survenir d'une façon très rapide et après des accidents en tous points semblables.

Un certain nombre de jours après l'opération (huit dans notre observation), l'inflammation de la veine étant survenue, on observe en même temps des phénomènes généraux graves, la température s'élève et atteint 39 degrés et même 40 degrés.

La prostration est notable, mais les faits les plus importants se passent du côté du poumon. La dyspnée devient considérable, jusqu'à cinquante inspirations par minute (observation VI). La respiration est superficielle et haletante, très vite apparaît la cyanose, et la respiration peut à ce moment baisser progressivement jusqu'au moment de la mort.

La langue est sèche, le pouls fréquent, petit, filiforme.

Il peut y avoir des accès de suffocation, et le malade meurt par une asphyxie progressive, au bout de 36 à 48 heures.

Ces phénomènes offrent un aspect particulier.

L'état général est beaucoup plus considérable que ne le comporte une simple phlébite, et peut-être serait-on autorisé à penser à une pyohémie à marche rapide.

OBSERVATION IV (1).

Lipome myxomateux de la région antérieure du cou, pesant 2500 gr. Ablation, dénudation des veines sur une grande étendue dans le fond de la plaie. Thrombose veineuse. Mort rapide.

Le 11 novembre 1865, Ollier enleva une tumeur adypo-myxomateuse de la région antérieure du cou. Elle s'était développée sous l'aponévrose superficielle au niveau du creux sus-claviculaire. Dans l'espace de deux ans elle avait atteint un volume dépassant celui d'une tête d'adulte. Elle était bosselée, mobile sur les parties profondes ; en haut elle remontait jusqu'à l'angle de la mâchoire, et en bas elle retombait jusqu'à huit centimètres de la clavicule. Peau amincie, mais souple et non adhérente, parcourue par de grosses veines hypertrophiées.

La dissection fut facile, on sectionna un grand nombre de veines entre deux ligatures, pour se mettre à l'abri de toute hémorrhagie. Une fois la tumeur enlevée on vit des veines nombreuses et très volumineuses.

Les suites immédiates de l'opération furent très simples.

Pendant trois jours le malade alla bien, le quatrième jour on le trouva anxieux, couvert de sueurs froides ; on examina la plaie et l'on trouva dans le fond plusieurs veines dures au toucher, ressemblant à des veines gonflées par une injection solidifiable. Deux d'entre elles étaient grosses comme le pouce, nullement dépressibles.

(1) Thèse d'agrégation, Nicaise, 1872 (communiquée par Ollier).

Dans la journée, l'angoisse augmente, le membre supérieur commence à se tuméfier et vers le soir le malade succombe.

OBSERVATION V (1).

Tumeur ganglionnaire sous-aponévrotique développée à la face interne du bras, égalant une tête d'enfant. Ablation, dénudation de l'artère et des veines humérales sur une grande étendue. Thrombose veineuse, gangrène du membre. Mort.

Mai 1868. Il s'agit d'un homme de soixante-deux ans, porteur d'une grosse tumeur située à la face interne du bras et grossissant rapidement. Elle était oblongue, son grand diamètre parallèle à la gaine des vaisseaux. La peau est molle sur elle.

M. Ollier fit une incision dans le sens du grand diamètre de la tumeur et l'énuclée sans peine. On se borna à lier quelques artérioles et quelques veines qui s'abouchaient dans les veines humérales.

Après l'opération on vit le paquet vasculaire dénudé sur une étendue de 12 à 15 centimètres ; on rabattit la peau sur ces vaisseaux dénudés afin d'obtenir, s'il était possible, la réunion des tissus et d'éviter l'inflammation des veines.

La peau se mortifia, et quarante-huit heures après les accidents commencèrent. Le malade qui, pendant les trente-six premières heures, n'avait pas souffert, éprouva des douleurs vives dans le membre qui se tuméfia. On vit au fond de la plaie les veines humérales, dures, tuméfiées, pleines de sang coagulé.

Le malade était froid, bleuâtre ; la mort survint le lendemain.

C'est à notre grand regret que nous ne pouvons donner la traduction des deux observations publiées par Langenbeck (2). L'ablation de tumeurs du cou et de l'aisselle, faite par le chirurgien allemand, nécessita la dissection de la jugulaire interne dans le premier cas,

(1) Nicaise. Loco citato.
(2) Langenbeck. Sur les blessures des veines. Bd. I, p. 1.

et celle de l'axillaire dans le second. La thrombose fut la conséquence de ces dénudations.

Dans quelques cas on observe des symptômes spéciaux dus non plus à l'infection générale, mais au siège spécial de la lésion.

Si la phlébite porte sur les veines du cou et en particulier sur la jugulaire interne, si l'inflammation se propage en s'éloignant du cœur, on peut voir survenir de la thrombose des sinus, et tous les phénomènes cérébraux qui l'accompagnent, en particulier le coma. La mort est la conséquence ordinaire de cette complication.

Au point de vue anatomo-pathologique, comme on le verra dans les observations que nous allons rapporter, on trouve surtout des lésions locales du côté de la veine et des lésions à distance du côté du poumon.

Du côté de la veine c'est la phlébite avec tous ses phénomènes, sur lesquels nous n'insisterons pas : nous remarquerons seulement que la thrombose peut s'étendre très loin et atteindre, par exemple, la fémorale proprement dite, la fémorale profonde et leurs affluents.

Nous avons vu aussi que, autour d'une veine liée, il s'était produit une inflammation qui avait donné naissance à du pus autour de la ligature (observation VI.)

Du côté du poumon on trouve toujours de la congestion, étendue plus particulièrement aux bases et à la face postérieure. Cet organe présente à sa surface un aspect lie de vin foncée, la partie antérieure des lobes est emphysémateuse. A la coupe il s'écoule un sang noirâtre peu aéré, la crépitation a disparu dans beaucoup de

points. Sur la tranche, on observe des foyers d'une couleur rouge brun, durs, offrant le type de la splénisation;
quelques morceaux projetés dans l'eau vont au fond du
vase : autour on trouve surtout de l'atélectasie. On n'a
pas trouvé de foyers purulents; ceci est du reste en rapport avec la rapidité de l'affection.

A propos de l'observation VI, dont les pièces ont été
présentées à la Société d'anatomie, par mon excellent
ami M. Ayrolles, interne des hôpitaux, M. le professeur
Cornil a pensé qu'il s'agissait dans ce cas de septicémie
rapide, et que probablement l'examen histologique ferait
découvrir dans les poumons des quantités considérables
de microbes, qui prédominent surtout dans cette première période, tandis que plus tard on trouverait surtout
du pus.

Les reins et le foie sont diversement altérés : on peut
y trouver toutes les lésions de la pyohémie.

Voici les observations pour lesquelles a été pratiquée
une autopsie.

OBSERVATION VI (personnelle).

Le nommé P.…(Emile), âgé de 70 ans, garde-champêtre, est entré
le 30 octobre à l'hôpital Cochin dans le service de M. Duret.

Ce malade, couché au n° 31 des barraques de chirurgie, déclare
n'avoir jamais été malade jusqu'à ce jour. Son père et sa mère
sont morts à un âge avancé. Il a eu trois frères, dont deux sont
encore vivants et bien portants; le troisième a succombé à la
suite d'une fièvre typhoïde. Ses trois enfants sont morts en bas
âge de fièvre typhoïde et de fièvre cérébrale.

N'a jamais eu de maladie vénérienne.

Ce n'est qu'au mois de mai 1883 que le malade ressentit une
douleur dans l'aine droite ; il s'aperçut alors qu'il avait à ce ni-

veau une petite grosseur comme un œuf de pigeon et qui roulait sous la peau.

La douleur devint persistante. Le malade s'aperçut qu'il se fatiguait plus vite. Depuis lors la tumeur a augmenté d'une façon régulière et constante jusqu'au mois de septembre. A ce moment l'affection a pris une marche plus rapide.

État actuel : Dans le triangle de Scarpa, surtout à la base et vers le côté interne, on trouve une tumeur du volume d'une belle orange, qui présente les caractères suivants :

A sa surface la peau est amincie et adhérente ; de nombreux vaisseaux sur la partie supérieure de la tumeur, des varicosité qui lui donnent un aspect bleuâtre, avec des vénosités plus marquées dans quelques points.

La consistance n'est pas la même partout : mollasse dans certains points, elle est plus dure dans d'autres et surtout vers sa base, où elle s'enfonce profondément dans le triangle de Scarpa, jusqu'au voisinage des vaisseaux. Sur son pourtour la peau est épaissie et on ne voit point très exactement le point où s'arrête l'infiltration.

La palpation profonde, que l'on pratique en glissant ses doigts en arrière de la tumeur, permet de sentir une sorte de pédicule qui va du côté des vaisseaux. Elle est mobile sur ce pédicule et semble ne pas avoir d'adhérences profondes avec le paquet vasculo-nerveux.

Tous les ganglions de l'aine sont englobés dans la tumeur. Le pli de l'aine forme sa limite supérieure. On n'y constate ni battements, ni frémissements, ni souffle ; les vaisseaux ne sont pas comprimés ; on sent très bien les battements de la tibiale postérieure.

Une recherche minutieuse du côté du membre inférieur, de l'abdomen, de la verge, du prépuce, du rectum et de l'anus, n'a pas permis de découvrir la moindre lésion qui pût faire croire à une tumeur secondaire.

Pas de ganglions dans la fosse iliaque correspondante.

5 novembre. Ablation de la tumeur par une incision circulaire; elle s'énuclée assez facilement des tissus voisins et n'adhère pas à l'artère, bien qu'elle en soit excessivement rapprochée. Un des muscles adducteurs est étalé sur sa face interne, mais n'est nullement envahi.

Après l'opération, on voit l'artère au fond de la plaie sur une étendue de cinq à six centimètres ; la tumeur, en se prolongeant vers l'arcade fémorale, englobe des branches importantes de l'artère fémorale qu'on est obligée de lier.

La veine fémorale est intacte sur son étendue, mais la saphène interne est comprise en partie dans la tumeur et doit être sectionnée entre deux ligatures.

La plaie est pansée à plat avec la gaze antiseptique de Lister.

Le 6. La température s'élève aux environs de 38 degrés, mais sans qu'il y ait de réaction très vive.

Le 7. 37 degrés matin et soir ; constipation légère, inappétence.

Le 11. Même état.

Le 12. La température, qui s'était maintenue à 37 degrés jusqu'aujourd'hui, s'est brusquement élevée à 39 degrés. Le malade paraît très affaissé. La plaie, bien détergée au centre, présente à la péréphérie quelques points sphacelés, surtout au point où le tissu cellulaire a été lié avec le vaisseau.

Lavage avec l'eau phéniquée forte (1/25) ; pansement à plat.

La jambe est œdématiée au niveau du mollet, la peau est distendue, les veines superficielles très apparentes ; langue saburrale, constipation.

Soir. Température, 39 degrés. Le malade est très oppressé, la respiration est bruyante et fréquente, on compte cinquante-cinq inspirations par minute, le pouls est petit et filiforme.

Le lendemain matin 13. La température est descendue à 38 degrés. L'œdème de la jambe persiste et est très étendu. Dans la matinée, il s'est produit un accès de suffocation assez considérable, pour lequel l'interne de garde appelé a fait deux piqûres d'éther.

L'accès s'est en partie apaisé, mais la respiration est restée bruyante et haletante. La parole est très embarrassée, le regard fixe, la langue sèche. En avant et sur les côtés de la poitrine on n'entend rien d'anormal, mais à droite et en arrière on trouve de nombreux râles fins, sous-crépitants, assez égaux qui indiquent un œdème pulmonaire étendu. Pas de crachats.

Il meurt à midi.

Autopsie faite 36 heures après la mort.

Les poumons sont fortement congestionnés, surtout en arrière et aux bases. Atélectasie, splénisation du poumon droit.

Les phénomènes observés pendant la vie ayant fait penser à une embolie, on fait avec soin des recherches sur l'artère pulmonaire droite, et on ne trouve aucune coagulation.

Le cœur ne contient pas de caillots, il est flasque, mou et dilaté. Le myocarde offre une coloration feuille morte très prononcée. On trouve des lésions athéromateuses de l'aorte.

Les reins présentent le type du mal de Bright. Déjà un commencement de rétraction se voit à leur surface et leur donne un aspect mamelonné. La coloration est marbrée. La couche corticale est amincie. Dans l'épaisseur de cette substance et près de la surface on trouve de petites granulations de la grosseur d'un grain de chènevis, granulations grisâtres, de consistance assez ferme et que l'on hésite de rapporter soit à l'affection brightique, soit à des abcès métastatiques au début.

Le foie est volumineux et gros, la rate n'offre rien de spécial, rouge à la coupe, pas d'abcès dans son intérieur.

Les vaisseaux de la région opérée présentent quelques détails intéressants.

Au fond de la plaie on distingue la veine et l'artère, qu'un examen attentif montre déjà recouverts de bourgeons charnus.

Les vaisseaux sont enlevés en une seule masse, depuis l'anneau de Hunter jusqu'à la bifurcation de l'iliaque primitive.

Au niveau du point où se trouve liée la saphène, du pus environne les vaisseaux ; après une dissection attentive, l'artère fémorale, fortement athéromateuse, est fendue tout le long de sa paroi antérieure. Elle contient une coagulation rosée, gélatiniforme.

Une section transversale de l'artère permet de fendre la veine sur toute son étendue. Celle-ci contient un long caillot fibrineux et cruorique qui oblitère complètement sa cavité jusqu'au niveau de l'arcade fémorale.

La veine fémorale profonde est également thrombosée. Au point d'abouchement de la saphène, le caillot est interrompu sur une étendue d'un centimètre ; la partie du caillot placée au-dessus est peu volumineuse et n'a pas plus d'un centimètre d'épaisseur. Dans le point où la coagulation est interrompue, la cavité de la fémorale communiquait peut-être avec le foyer purulent situé autour de la saphène, mais on n'a pu en avoir la démonstration exacte.

L'extrémité supérieure du caillot ne présentait pas de prolongement conique.

La paroi de la veine présentait une couleur rosée et a manifestement été le siège d'une inflammation.

OBSERVATION VII (1).

Enchondrome à marche rapide. (Observation recueillie par M. Légie, interne des hôpitaux.)

Emilie D..., domestique, âgée de 27 ans, entre le 24 février 1868 à l'hôpital Saint-Louis. Elle est couchée au n° 40 de la salle Sainte-Marthe.

D'une constitution vigoureuse. . . . .

. . . .

Il y a dix-huit mois, elle ressentit de vives douleurs dans le bras droit et dans la partie correspondante du cou. L'an dernier, elle s'aperçoit de l'existence d'une tumeur, petite, dure, siégeant sur la partie latérale droite du cou, en arrière du muscle sterno-mastoïdien et dont le volume était déjà celui d'une grosse noix.

Depuis cette époque, la tumeur a augmenté sensiblement de volume. . . . .

... Sur la partie latérale droite du cou, en arrière du sterno-mastoïdien, qui est nettement soulevé en avant, existe une tumeur volumineuse, de forme oblongue, à grand diamètre vertical. Le creux sus-claviculaire a disparu, et la tumeur fait pour ainsi dire hernie entre les deux muscles trapèze et sterno-mastoïdien. . .

..... Quant à la détermination des limites profondes de la tumeur, elle est entourée de difficultés assez grandes. . . . . .

. . . .

..... On observe quelques troubles du côté de la circulation artérielle et veineuse, le pouls radial est manifestement plus faible du côté droit et nous regrettons de ne pas avoir eu à notre disposition un sphygmographe pour en prendre le tracé graphique.

Quelques veines de l'avant-bras sont dilatées et variqueuses...

____

(1) Gazette des hôpitaux, 1868.

..... La malade réclamait avec instance l'opération. Néanmoins M. Trélat, chef du service, crut devoir prendre l'avis de ses collègues : MM. Guérin et Verneuil. . . . .

... M. Guérin s'en montra peu partisan. . . . .

... M. Verneuil conseillait d'opérer. En présence de ces deux avis, M. Trélat, inspiré du vif désir de la malade, et remarquant que les phénomènes de compression du plexus brachial s'accusaient chaque jour davantage, se décida à pratiquer l'opération. Elle fut faite le 1er avril, en présence de M. Guérin.

Une incision verticale fut conduite selon le grand axe de la tumeur sur une longueur de 9 centimètres.

L'aponévrose superficielle, le peaucier, le bord du muscle sterno-mastoïdien furent successivement coupés et rejetés sur les côtés.

La veine jugulaire interne, l'artère carotide primitive, le pneumo-gastrique, immédiatement en contact avec la tumeur, sur laquelle ils sont étalés, furent disséqués, pour ainsi dire, et maintenus à gauche en dedans.

A l'aide des doigts et d'une rugine courbe, M. Trélat parvint à énucléer la tumeur, en haut au niveau de la parotide, en bas au niveau de la plèvre, mais l'adhérence à la colonne cervicale était tellement intime, qu'il ne put arracher que par morceaux.. . .

. . . il n'y eut aucune hémorrhagie sérieuse. Une artériole musculaire du scalène fournit seule un peu de sang dont le jet fut arrêté par un bouton de feu.....

L'opérée avait été maintenue dans l'anesthésie chloroformique, elle se réveille facilement, et la seule trace visible de cette vaste ablation était une plaie longitudinale, mais profonde et anfractueuse, correspondant au bord externe du sterno-mastoïdien et mesurant 6 à 7 centimètres de longueur.

A la visite du soir, la malade accuse de grandes douleurs dans le cou et dans le bras droit qu'elle peut à peine remuer. Pas d'hémorrhagie.

Le lendemain 2 avril, la face est fortement congestionnée, surtout à droite, où la prédominance est très marquée. La coloration de la face est constituée par des plaques nettement circonscrites, d'un rouge violacé, lie de vin. Les pupilles sont inégales, celle du côté droit est très contractée. . . . .

. . . . On n'a pas recherché s'il y avait une dif-
férence de température entre les deux côtés du corps.

3 avril. La malade se plaint d'un violent point de côté et de
vives douleurs dans les reins. La peau est chaude, halitueuse, le
pouls est fréquent et plein (120 pulsations). Matité à la base du
poumon droit. Diminution du murmure respiratoire dans le tiers
moyen de la poitrine. Respiration nulle tout à fait en bas. (Vési-
catoire.)

Le 4. L'état de la malade s'est aggravé. Peau chaude, couverte
de sueurs, même état du pouls. Souffle tubaire à droite. Egophonie
au tiers moyen. Absence de vibrations thoraciques, matité abso-
lue dans les deux tiers inférieurs de la poitrine, ballonnement
considérable du ventre. Tympanite très marquée.

Depuis huit heures et demie du soir jusqu'à cinq heures du matin, la malade n'a cessé de rejeter quelques crachats noirs et
épais. A cinq heures, elle vomit tout à coup des flots d'une matière noirâtre ressemblant à du marc de café. Elle succombe en
quelques minutes, sans qu'on ait eu le temps d'appeler l'interne
de garde.

Autopsie. Faite trente heures après la mort. L'artère carotide
primitive droite paraît saine et n'offre aucune perforation.

La veine jugulaire est enflammée, elle contient un caillot noirâtre, ses parois sont épaissies et ne s'affaissent pas comme à l'état
normal. Elle ne présente aucune trace de rupture.

Le pharynx et l'œsophage sont sains et n'offrent rien de particulier. Fusées purulentes nombreuses, isolées entre les diverses
couches musculaires, on les retrouve dans la partie supérieure du
médiastin.

Sérosité purulente en assez grande quantité dans la cavité
pleurale droite. Fausses membranes jaunâtres et grisâtres sur les
feuillets pariétal et viscéral de la plèvre. Flocons albumino- fibrineux nageant dans la sérosité. Les poumons sont congestionnés,
surtout en arrière.

L'estomac et les intestins sont très dilatés par les gaz qu'ils
renferment en grande abondance. Ils contiennent de plus une
quantité considérable de matière noirâtre ressemblant à du marc
de café et qui n'est que du sang altéré, sur la muqueuse de l'estomac on constate quelques ecchymoses. On ne trouve dans le tube

digestif aucune lésion organique qui ait pu donner lieu à cette hématémèse foudroyante. Celle-ci semble donc avoir eu pour origine la muqueuse stomacale.

DÉNUDATION DES VEINES DANS LES LIGATURES ARTÉRIELLES.

Dans quelques régions surtout lorsqu'une seule veine accompagne l'artère, un tissu cellulaire, dense, unit quelquefois assez intimement les deux vaisseaux, pour qu'il soit difficile de les séparer dans l'opération de la ligatu e.

Dans ces conditions, la veine sera souvent froissée pendant l'opération, et toujours dénudée sur une étendue plus ou moins considérable. Les accidents que nous avons indiqués pourront survenir également à la suite de cette mise à nu du vaisseau. Si la veine enflammée vient à s'oblitérer, ce nouvel obstacle à la circulation, déjà très compromise par la ligature de l'artère, favorisera la production de la gangrène du membre (1). C'est également l'opinion de Syme.

Ces phénomènes affecteront encore souvent des caractères spéciaux. En effet, le tissu cellulaire dont nous avons parlé forme autour du vaisseau une enveloppe celluleuse qu'on appelle plus communément gaine des vaisseaux. L'inflammation en s'y développant amènera un décollement étendu avec formation de pus, en un mot ce qu'on a appelé le phlegmon de la gaine.

Ici nous retrouvons deux mécanismes à la dénudation :

(1) Broca. Traité des anévrysmes.

d'abord dénudation opératoire faite avec la sonde cannelée, puis le décollement par fusées purulentes.

Nous ne dirons rien de particulier sur les phénomènes qui accompagnent cet accident, qui ne diffèrent pas de ceux que nous avons déjà vus dans le chapitre précédent.

Nous allons rapporter quelques observations dans lesquelles la ligature de la fémorale a déterminé des accidents dans les veines avoisinantes.

OBSERVATION VIII (1).

L'été dernier, feu M. Turner lia l'artère fémorale pour un cas d'anévrysme poplité, la tumeur était petite et récente, le membre paraissait sain.

Le soir, le pied était très froid, le sujet fort mal à son aise; le pouls vif, il y avait beaucoup de chaleur à la peau.

Le jour suivant le pouls est à 120, pas de sommeil, pied tout-à-fait froid, distension des veines superficielles.

Plus tard, les artères se rident; le gros de la jambe devient très douloureux; à ce niveau, rougeur inflammatoire des téguments à la partie inférieure du membre, apparition de phlyctènes noires.

Six jours après l'opération, amputation au-dessus du genou, pendant laquelle on voit que les veines sont complètement fermées par un caillot; mort une semaine ou deux après l'amputation.

On trouve à l'autopsie les tuniques de la veine fémorale épaissies; elles étaient remplies d'un mélange de pus et de coagulum, depuis le point correspondant à la ligature de l'artère (dont le fil était tombé) jusqu'à l'aine.

Au-dessus et au-dessous, la veine semblait saine et inférieurement, en particulier au niveau du moignon, ses membranes avaient une apparence parfaitement normale,

____

(1) Dans les Archives générales de médecine, série 2, t. XIII.

Il est évident que dans ce cas la veine fémorale a été enflammée, non par le fait de l'amputation, mais à la suite de la ligature de l'artère et des manœuvres nécessitées par cette opération, la coagulation du sang ayant dû par conséquent avoir lieu presque aussitôt ; on trouve dans ce phénomène une explication complète de la gangrène survenue.

OBSERVATION IX (1).

Anévrysme poplité du côté droit. Ligature de l'artère crurale.
Accidents. Mort du sujet.

Tout se passa, pour l'opération elle-même (pratiquée le 23 février), comme dans tant d'autres cas que j'ai décrits ; elle ne présenta aucune particularité insolite. La plaie avait été couverte d'un simple appareil défensif.

Dans la nuit du 23 au 24, un violent accès de fièvre se déclare. Un peu moins intense le matin du 24, la fièvre persiste cependant, accompagnée d'un sentiment d'oppression et de douleur dans l'abdomen.

La langue est très rouge sur les bords principalement.

Je fais faire au malade une très forte saignée.

On continue la diète et l'usage des boissons tempérantes.

Le 25, diminution de l'état fébrile et de la douleur thoracique et abdominale, mais léger engourdissement dans tout le membre opéré, particulièrement au genou et au pied, bien que la chaleur naturelle s'y maintienne.

Le jour suivant et jusqu'au 7 mars, l'état du malade n'offrait rien d'inquiétant. La plaie avait été pansée pour la première fois le 28 et avait présenté dès ce jour un bon aspect. Mais le 7 mars une inflammation phlegmoneuse circonscrite se montre en dehors de la plaie ; un petit abcès s'annonce.

Le 8. Cet abcès est formé, je l'ouvre ; il avait son siège sous l'aponévrose fémorale.

Le 12. Les ligatures peuvent être enlevées.

(1) Quarante années de pratique. Roux.

Après ces derniers jours, un violent orage éclate.

Le 16. Un vif accès de fièvre se déclare et débute par un frisson irrégulier et des horripilations très fortes.

Le 17. Nouvel accès plus intense que le premier.

Le 18. Avec un troisième accès de fièvre, apparaît à la partie inférieure et interne de la cuisse, un furoncle à teinte brunâtre. Des deux plaies du haut, celle qui provient de l'opération est blafarde et ne suppure presque plus; l'autre, au contraire, celle qui résulte de l'ouverture de l'abcès, fournit abondamment du pus.

Le 19. La fièvre devient continuelle, le pouls est petit, concentré, fréquent. Le malade est agité par des tremblements continuels ; la constipation a fait place au dévoiement. Il y a un dépérissement très marqué, une douleur générale sans caractères déterminés, et à laquelle se joint une sensation très pénible à l'abdomen dans la direction du côlon transverse.

Il meurt le 22 mars, trentième jour de l'opération.

Autopsie. On trouve un peu de sérosité épanchée dans les ventricules du cerveau.

Dans la poitrine, le poumon droit présente des vestiges d'une pneumonie au deuxième degré, mais pas le plus petit foyer purulent.

Le côlon présente des taches d'un rouge très foncé, disséminées sur un fond d'un rouge plus clair. . . . .

. . . . L'artère crurale est oblitérée dans une assez grande étendue au-dessus, et plus encore au-dessous, à l'endroit où les ligatures ont été placées ; mais depuis la limite supérieure de la partie oblitérée jusqu'au milieu de l'aorte abdominale dans cette artère, dans les iliaques externe et primitive et dans toute la portion libre de l'artère crurale, on trouve à l'intérieur de ces vaisseaux des traces évidentes d'une vive inflammation ; rougeur vive et par plaques de la membrane interne, qui est épaissie et tapissée çà et là de lames de matière albumineuse, imitant de fausses membranes; çà et là aussi, dans l'épaisseur des parois des vaisseaux et entre leurs membranes, petits épanchements d'un véritable pus.

Les mêmes états pathologiques existent dans la veine crurale et dans une partie de l'iliaque externe. Il semble que leur tunique externe soit comme infiltrée de pus.

Il y avait donc eu consécutivement à l'opération qu'il avait eu à subir, et par le fait de cette opération, artérite et phlébite.

OBSERVATION X (1).

**Anévysme de l'artère poplité gauche. Ligature. Phlébite.
Mort du sujet.**

L'opération, pratiquée le 22 février, fut simple. Jusqu'au 10 mars les choses se passèrent de la manière la plus rassurante.

10 mars. Les ligatures n'étaient pas encore tombées; elles ne tombèrent que le 15, mais la cuisse était devenue le siège d'un gonflement considérable, le malade avait de la fièvre, un peu de délire. . . . .

. . . .

. . . .

Le malade succomba dans la nuit du 23 au 24 mars, un mois juste après l'opération.

A l'examen du cadavre qui fut fait très minutieusement, on ne trouve, pour expliquer la mort, que des traces, très évidentes à la vérité, d'une inflammation de toute la veine crurale, mais de cette veine seulement. Cette phlébite avait dû être externe et interne, car la surface interne de la veine était d'un rouge très vif, et enduite çà et là d'une couche mince d'une matière blanchâtre et comme plastique.

Il y avait du pus infiltré dans le tissu cellulaire ambiant, il n'y avait pas d'abcès dans les viscères.

OBSERVATION XI (2).

Anévrysme du jarret droit sur un malade qui avait déjà subi la ligature de la fémorale pour un anévrysme gauche. Récidive de l'anévrysme poplité gauche deux ans après l'opération. Nouvelle opération un peu plus tard sur la fémorale droite, suivant le procédé de Scarpa. Phlébite. Mort.

L'opération fut faite le 31 juillet. L'artère fut de prime abord

(1) **Roux.** Loco citato.
(2) Roux. Loco citato.

presque complètement dénudée, et cependant le malade **y** a succombé.

Tout annonçait que l'heureuse transformation ne se ferait pas longtemps attendre. Mais vers les 12, 13 ou 15e jour, sans cause physique ou morale appréciable du moins, le malade perdit ses forces, les traits de sa physionomie s'altérèrent, une fièvre continue se déclara.

La plaie de la cuisse changea d'aspect ; les bords s'affaissèrent devinrent pâles et blafards. . . . .
. . . .
et le malade mourut le 18 août. Une hémorrhagie s'était manifestée dans les jours qui précédèrent la mort; on constata que le sang ne s'était pas échappé de l'artère crurale, à laquelle les ligatures étaient restées attachées.

A l'ouverture du cadavre, on découvrit des traces de phlébite dans la veine crurale, et l'inflammation de cette veine paraissait étendue beaucoup plus au-dessous qu'au-dessus de l'endroit ou les ligatures avaient été placées sur l'artère.

Aucun des abcès du genre de ceux qu'on est convenu d'appeler métastatiques ne s'était formé ni dans le foie, ni dans les poumons, ni dans aucun des autres organes qui après ceux-ci peuvent encore en être le siège, abcès qui coïncident si fréquemment avec la phlébite traumatique.

Mais on trouva une collection de pus assez abondante dans le médiastin antérieur.

DE LA DENUDATION DES VEINES DANS LES MORTIFICATIONS DE TISSUS.

Ulcères. --Les ulcères, tendant incessamment à faire des progrès, envahissent parfois un membre sur une étendue considérable. Les parties dont la consistance est comparable à celle de la peau, du tissu cellulaire, se prêtent aux progrès de l'ulcération et sont détruites à mesure que la lésion organique peut les atteindre.

Les vaisseaux sanguins finissent par être isolés des parties contiguës, apparaissent au fond de la plaie, et la plupart du temps sont respectés.

Les auteurs signalent bien, comme complications de l'ulcère, l'angioleucite, l'adénite, l'érysipèle, mais ne mentionnent pas ou à peu près les complications qui peuvent survenir du côté des vaisseaux sanguins. La phlébite pourra survenir, témoin un cas signalé par Ribes, dans son ouvrage sur les recherches de la phlébite et que nous avons reproduit. (Observation I.)

A côté de cette cause de dénudation, nous placerons le chancre et le bubon phagédénique, pouvant eux aussi mettre les vaisseaux voisins à nu. Fournier dit en effet du phagédénisme d'origine ganglionnaire : « Il peut détruire en profondeur, fouiller, creuser les tissus, rongeant le tissu cellulaire et les aponévroses, disséquant les muscles, dénudant les nerfs et les vaisseaux, notamment l'artère fémorale, qu'on a vu parfois battre à nu dans le fond de la plaie.

Et à l'article Chancre, du Dictionnaire de médecine et de chirurgie pratiques, le même auteur dit, en parlant du phagédénisme térébrant : « C'est lui qui creuse de véritables cavernes dans le triangle de Scarpa, qui dénude les muscles, dissèque les nerfs comme le ferait le scalpel d'un anatomiste. »

L'auteur ne cite pas dans ces deux articles d'exemple d'altérations veineuses consécutives.

Abcès.— A la suite de causes variables, des abcès, qui finiront par se faire jour à l'extérieur, peuvent se former

(1) Voir observation I.

dans le voisinage de gros vaisseaux. Le tissu cellulaire pourra être en grande partie détruit ou du moins séparé par le pus de la paroi de la veine. Cette dernière se trouvera ainsi dénudée et parfois sur une étendue considérable.

Développés autour de gros troncs vasculaires, les abcès, loin de les ramollir toujours, en épaississent au contraire les parois.

P. Bérard a cité quelques faits incontestables où les artères étaient restées intactes au milieu de portions enflammées et suppurées. En général elles supporteraient bien le contact du pus (1).

Cependant il importe de faire quelques réserves sur l'indifference du pus pour les grosses artères qui traversent les abcès.

Il serait facile de citer des faits où l'on a vu des troncs artériels ou veineux perforés par des collections purulents voisines.

A côté du cas bien connu de Liston (2) nous reproduisons le fait suivant.

OBSERVATION XII (3).

Abcès ganglionnaire scrofuleux du cou. Ulcération de la veine jugulaire interne. Hémorrhagie mortelle.

E. M..., âgée de 3 ans et demi, entre le 2 décembre 1872, à l'hôpital Sainte-Eugénie, dans le service de M. Marjolin, suppléé par M. Périer et meurt le 12 décembre.

Entre, présentant un mal de Pott des premières dorsales, datant de quatre mois, et un abcès très volumineux étendu à la ré-

(1) Voir thèse de Paris, 1848. Courtin.
(2) Voir Pathologie chirurgicale. Follin et Duplay.
(3) Bulletin de la Société anatomique, 1872. Publiee par M. Martin, interne des hôpitaux.

gion hyoïdienne et sterno-mastoïdienne gauche, l'abcès date de quinze jours environ.

L'état de l'enfant est déplorable; fièvre vive surtout le soir; l'enfant tousse un peu et présente des râles sous-crépitants aux deux bases.

L'abcés menaçant de perforer la peau, M. Périer pratique le 5 décembre une incision transversale très superficielle, et longue de 2 à 3 centimètres.

Cette incision donne d'abord lieu à un flot de pus bien lié, puis à une hémorrhagie assez abondante de sang noir par jet continu, augmentée par les cris de l'enfant. L'hémorrhagie est promptement arrêtée avec de l'amadou et une légère compression avec le doigt sur la plaie.

Le 11. Dans la nuit du 10 au 11, à la suite d'un accès de toux et de suffocation, nouvelle hémorrhagie peu abondante et s'arrêtant spontanément.

Le 11, à 10 heures du matin, l'hémorrhagie recommence très abondante par jet, mais arrêtée en moins de cinq minutes par la compression avec de l'amidon imprégné de perchlorure de fer.

Le 12. Nouvelle hémorrhagie. La respiration est très gênée, la face est d'une pâleur extrême, le pouls est petit et rapide. Elle meurt dans la soirée.

A l'autopsie pratiquée quarante heures après la mort, on trouve peu de caillots dans la plaie.

L'incision de la peau présente à peine une étendue de 3 centimètres, mais au-dessous de la peau on trouve une cavité assez vaste, limitée en dedans par le muscle sterno-hyoïdien, en dehors par le sterno-mastoïdien, en haut s'étendant dans la région sus-hyoïdienne.

Près de la partie moyenne de cette cavité, dans sa partie déclive, la veine jugulaire interne est vue dans une étendue de 2 centimètres environ, et présente près de la naissance de la veine thyroïdienne une ulcération de forme oblongue, ovalaire, à grand diamètre vertical, d'un demi-centimètre de long sur 6 millimètres de large.

Les deux poumons sont criblés d'abcès métastatiques de diverses grandeurs, variant d'une tête d'épingle à une petite noisette. Pas d'hépatisation, mais congestion aux deux bases.

Le présentateur fait remarquer que le Dr Gros^s a signalé treize observations d'ulcération de la veine jugulaire interne à la suite d'abcès :

Contusions. — Les contusions entraînent souvent la séparation des veines d'avec leurs parties environnantes. Dans les plaies qui tiennent à la fois et des plaies contuses et des plaies par arrachement comme celles produites par des roues de wagon de chemin de fer, on voit souvent des vaisseaux à nu au milieu des tissus dilacérés. (Voir l'observation II.)

Les balles sont plus souvent qu'on ne le croit la cause de dénudation de vaisseaux.

Breschet, dans une étude sur l'inflammation des veines, aurait vu la mort être la conséquence d'altérations qui survinrent à la suite d'un coup de feu qui aurait dénudé la médine céphalique et la radiale superficielle. A l'autopsie on trouva leurs parois moins résistantes, et elles étaient d'une couleur moins foncée qu'à l'ordinaire. Leur cavité était remplie d'un pus blanc, bien lié, épais et sans odeur, formant un enduit qui s'enlevait avec facilité.

La face externe était légèrement rouge, partout où elle touchait au pus, et les valvules étaient sensiblement épaissies.

Eschares. — A côté des *eschares* produites par les balles, nous placerons celles occasionnées par une pression continue, celles que l'on observe à la suite de l'application du tourniquet ou des compresseurs. Quoique rares, on trouve cependant quelques exemples de faits de ce genre.

M. Michaux de Louvain en a cité un cas dans la Société de chirurgie, 1857.

M. Verneuil a vu se produire chez un diabétique une mortification de tissu à la suite de l'application de l'appareil de Broca (1).

Eschares consécutives à la cautérisation. — Ce n'est pas indistinctement qu'on pourra se servir de tel ou tel caustique, lorsqu'on voudra produire une cautérisation, surtout si dans le voisinage il se trouve de gros vaisseaux sanguins.

Les différents caustiques employés sont loin de produire en effet des eschares d'égale profondeur.

Renouvelé le chlorure de zinc peut agir à une grande distance. M. Girouard donne la description suivante des effets dece caustique sur les gros vaisseaux : « Si le vaisseau parcourt le fond d'une plaie, le caustique se combine avec les tuniques ; mais elles conservent assez de solidité pour résister à l'effort du sang pendant quinze à vingt minutes ; si alors on enlève le caustique par des ablutions aqueuses, la cautérisation s'arrête, le vaisseau se dessèche, se resserre, et le sang cesse de le traverser ; mais si au contraire il continue d'agir, les parois du vaisseau scarifié se ramollissent et le sang coule. »

On doit être également très circonspect dans l'emploi de la potasse caustique. A la suite d'une application de cet agent dans le pli de l'aine, Bérard a vu l'eschare

(1) Gazette hebdomadaire de 1869.

tellement agitée par les battements de la fémorale, qu'elle semblait comprendre les parois du vaisseau : on pouvait craindre une hémorrhagie foudroyante; elle n'eut pas lieu.

Un malade dont l'histoire est rapportée dans les Bulletins de la Société anatomique, 1864, est pris, le dixième jour après une cautérisation en flèches, d'une hémorrhagie abondante, qui exigea séance tenante la ligature de la fémorale.

En 1866 à l'hôpital Beaujon, à la suite de l'application de flèches faite par M. Richard pour une tumeur de l'aine, les parois de la fémorale furent comprises dans la cautérisation, la ligature de l'iliaque externe fut nécessaire. Le malade mourut.

Sédillot, Broca ont cité des faits analogues.

Nous rapportons l'observation d'un cas dans lequel les applications, plusieurs fois renouvelées, de pâte de Vienne et de pâte de Canquoin déterminèrent des accidents qui amenèrent la mort.

OBSERVATION XIII (1).

M. François, âgé de 45 ans, entre à l'hôpital de la Clinique le 11 septembre 1871.

. . . Il se plaint d'une grosseur qui s'était développée lentement et depuis peu sous l'angle de la mâchoire gauche ; cette grosseur ayant grossie et produisant depuis deux mois quelques douleurs, le malade entra à la Clinique . . . .
. . . .
. . . La tumeur est dure. irrégulière, un peu bosselée, et pré-

(1) Publiée par E. Bourdon, interne des hôpitaux, dans le Bulletin de la Société anatomique, 1871.

sente au centre un point plus saillant et fluctuant . . . .

. . . .

. . . . Le 15 septembre. Ponction avec l'aspirateur Dieulafoy. Issue de 100 grammes d'un liquide rougeâtre, analogue à celui des hématocèles de la tunique vaginale.

Le 20. Application de pâte de Vienne, au centre de la tumeur, sur une surface large comme une pièce de cinq fancs.

Le 21. On enlève la pâte, on fend l'eschare et on applique des rondelles de pâte de Canquoin.

Le 23. En fendant l'eschare, on pénètre avec le bistouri dans une cavité d'où s'échappe une petite quantité de liquide semblable à celui qu'on avait retiré par la ponction. Cette ouverture permet d'introduire le doigt dans la poche dont on sent les parois épaissies, dures et revêtues de parois fibrineux.

On place de la charpie dans la cavité et on applique de nouveau de la pâte de Canquoin, sur le reste de la surface scarifiée.

On procède de même les jours suivants, en ayant soin de bourrer de charpie la cavité avant chaque application de caustique.

Le 28. Frisson et hémorrhagie assez abondante dans le fond de la poche; on l'arrête avec de la charpie imbibée de perchlorure de fer.

A partir de ce jour, les traits du malade s'altèrent, il souffre beaucoup des applications de caustique, et ne peut manger.

Le 31. Nouveau frisson.

Le 2 octobre. Pendant la nuit hémorrhagie très abondante, jet de sang, comme la moitié du petit doigt ; l'interne de garde hésite à faire la ligature de la carotide primitive et arrête le sang par la compression exercée au fond de la plaie.

Le malade succombe.

Autopsie. Tous les organes sont sains.

La cavité qui occupe le centre de la tumeur pourrait contenir un œuf de poule.

. . . . La cavité de la tumeur mise à découvert, en dedans on voit la carotide primitive sur une longueur de trois centimètres, puis son point de bifurcation et quatre centimètres des artères carotides interne et externe. Ces vaisseaux qui occupent le fond ed la poche sont recouverts, comme du reste les parois de la ca-

vité ; par des détritus fibrineux rougeâtres ou grisâtres par place
Leurs tuniques ne sont pas altérées. On distingue toutes les branches de la carotide externe qui naissent dans cette région ; elles
sont perméables et sortent de la tumeur suivant leur direction
normale.

La carotide externe présente à 2 centimètres de son origine
une perforation irrégulière à bords minces, large comme une tête
d'épingle. A ce niveau la paroi du vaisseau est diminuée, et au
dessus se trouve un dépôt fibrineux très mince qui est facilement
détaché de la tunique interne.

Au-dessous de la tumeur, la veine jugulaire interne est accolée
à la carotide primitive et lui adhère par un tronc fibreux très
résistant.

Ses parois sont notablement épaissies, sa cavité est complètement oblitérée par un caillot blanc, d'apparence fibreuse décom-
posable en fibres longitudinales, très dense et très adhérent à la
membrane interne, qui devient rugueuse après l'arrachement du
caillot ; celui-ci s'étend jusqu'à un centimètre au-dessous de la
terminaison de la jugulaire et se termine par un prolongement
effilé qui semble faire partie du vaisseau tant il adhère à sa membrane interne.

Au niveau du point où la carotide pénètre dans la poche pour
constituer une partie de sa paroi postérieure, la veine jugulaire
s'élargit, s'évase en entonnoir et ses tuniques disparaissent, complètement confondues avec celles de la cavité.

L'extrémité supérieure du caillot s'étale et se trouve recouverte
dans ce point par les détritus fibrineux qui s'étendent sur la carotide. On peut donc dire qu'au niveau de la tumeur la veine a
complètement disparu, et je ne crois pas que le sang ait pu re-
fluer dans la cavité pour produire l'hémorrhagie, tant le caillot
est adhérent.

Il est évident que dans ce fait que nous venons de
rapporter, tous les accidents survenus, destruction complète de la veine jugulaire, perforation de la carotide
primitive, formation du caillot, doivent être rapportés
à l'application du caustique.

Lorsque les vaisseaux n'auront pas été lésés directement par le caustique, des craintes devront subsister encore, la chute de l'eschare devra fixer l'attention. Une plaie succédera en effet à cette chute, plaie qui sera d'une cicatrisation variable, selon le caustique qui aura été employé et selon l'état général du sujet.

Rien de plus commun en effet que de voir les plaies rester stationnaires, fongueuses, facilement saignantes, chez les scrofuleux syphilitiques, cancéreux.

Ces plaies pourront encore amener à leur tour des accidents tels que la phlébite et l'infection purulente, dont malheureusement la gravité égale la fréquence (1).

Ce que nous venons de dire de l'action des caustiques, nous pourrions également le signaler au sujet des brûlures au cinquième degré. Les parties molles étant détruites et quelquefois jusqu'aux vaisseaux, ces derniers pourront être mis à nu lors de la chute des parties atteintes de mortification.

Les mêmes accidents, phlébite, infection purulente, ulcération de la paroi de la veine, pourront également se présenter.

(1) Théophile Anger, 1869. thèse d'agrégation.

CONCLUSIONS.

1. La dénudation des vaisseaux et des grosses veines en particulier, quelle qu'en soit la cause, offre une gravité qui doit être toujours présente à l'esprit du chirurgien.

2. Les principales complications qui surviennent après la dénudation des veines sont la phlébite, la thrombose, l'ulcération.

3. Souvent ces accidents ne compromettent pas la vie du malade ; quelquefois cependant la mort en est la conséquence.

4. Dans la plupart des cas de mort que nous avons observé, on constate une marche rapide qui peut faire penser à une infection générale de l'économie. Bien qu'on n'ait pas une démonstration évidente, il semble difficile de la séparer de certaines formes de septicémie.

5. L'embolie, bien que nous ne l'ayons pas constatée dans nos observations, peut être encore la conséquence de la thrombose.

6. Le pronostic est toujours aggravé pour les tumeurs siégeant au niveau de gros vaisseaux veineux.

Paris. — A. PARENT, imp. de la Fac de médec., A. DAVY, successeur,
52, rue Madame et rue M le-Prince, 14.

325

www.ingramcontent.com/pod-product-compliance
Ingram Content Group UK Ltd.
Pitfield, Milton Keynes, MK11 3LW, UK
UKHW021703130726
13696UKWH00004B/1628